BEI GRIN MACHT SICH IHR WISSEN BEZAHLT

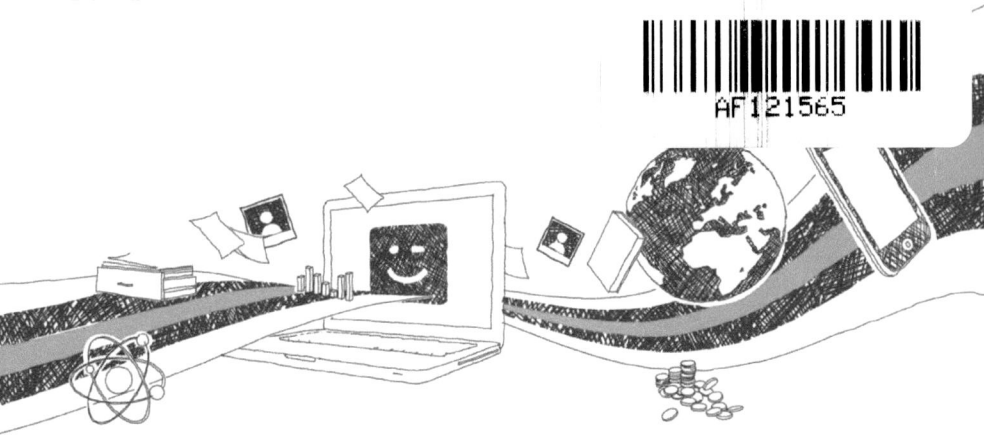

- Wir veröffentlichen Ihre Hausarbeit, Bachelor- und Masterarbeit

- Ihr eigenes eBook und Buch - weltweit in allen wichtigen Shops

- Verdienen Sie an jedem Verkauf

Jetzt bei www.GRIN.com hochladen und kostenlos publizieren

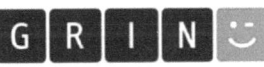

Bibliografische Information der Deutschen Nationalbibliothek:

Die Deutsche Bibliothek verzeichnet diese Publikation in der Deutschen National-
bibliografie; detaillierte bibliografische Daten sind im Internet über http://dnb.d-
nb.de/ abrufbar.

Dieses Werk sowie alle darin enthaltenen einzelnen Beiträge und Abbildungen
sind urheberrechtlich geschützt. Jede Verwertung, die nicht ausdrücklich vom
Urheberrechtsschutz zugelassen ist, bedarf der vorherigen Zustimmung des Verla-
ges. Das gilt insbesondere für Vervielfältigungen, Bearbeitungen, Übersetzungen,
Mikroverfilmungen, Auswertungen durch Datenbanken und für die Einspeicherung
und Verarbeitung in elektronische Systeme. Alle Rechte, auch die des auszugsweisen
Nachdrucks, der fotomechanischen Wiedergabe (einschließlich Mikrokopie) sowie
der Auswertung durch Datenbanken oder ähnliche Einrichtungen, vorbehalten.

Impressum:

Copyright © 2019 GRIN Verlag
Druck und Bindung: Books on Demand GmbH, Norderstedt Germany
ISBN: 9783346012371

Dieses Buch bei GRIN:

https://www.grin.com/document/497529

Volker Julius

Motivation und Führung der Generation Y in der Pflege

GRIN Verlag

GRIN - Your knowledge has value

Der GRIN Verlag publiziert seit 1998 wissenschaftliche Arbeiten von Studenten, Hochschullehrern und anderen Akademikern als eBook und gedrucktes Buch. Die Verlagswebsite www.grin.com ist die ideale Plattform zur Veröffentlichung von Hausarbeiten, Abschlussarbeiten, wissenschaftlichen Aufsätzen, Dissertationen und Fachbüchern.

Besuchen Sie uns im Internet:

http://www.grin.com/

http://www.facebook.com/grincom

http://www.twitter.com/grin_com

Hausarbeit

**Motivation und Führung
der Generation Y in der Pflege**

Volker Julius

Inhaltsverzeichnis

Abbildungsverzeichnis 3
Tabellenverzeichnis 4
1 Einleitung 5
2 Generationen in der Arbeitswelt 5
    2.1 Babyboomer 6
    2.2 Generation X 6
    2.3 Generation Y 7
3 Motivation und Führung 8
    3.1 Motivation und Motivationstheorie 10
    3.2 Führung und Führungstheorie 12
4 Motivations- und Führungskonzepte für die Generation Y 13
5 Fazit 15
6 Literaturverzeichnis 17

Abbildungsverzeichnis

Abbildung 1: Bedürfnispyramide von Maslow   10

Tabellenverzeichnis

Tabelle 1: Generationenvergleich   8
Tabelle 2: Satisfier und Dissatisfier nach Herzberg   11

1 Einleitung

In der aktuellen Arbeitswelt finden sich drei unterschiedliche Generationen mit unterschiedlichen Werten und Motivationen in Bezug auf das Arbeiten und Leben wieder. Die Führungspositionen in Unternehmen werden momentan im Regelfall von den Generationen Babyboomer und Generation X besetzt. Die Generation Y steigt hingegen mit ihren geänderten Werten und Lebensvorstellungen vermehrt in das Arbeitsleben ein (Bernecker, Bechtel & Kappel, 2018).

Somit kann, insbesondere im personell angespannten Pflegemarkt, die Frage nach einer adäquaten Führung und ein angepasstes Arbeitsleben an die Bedürfnisse der Generation Y gestellt werden, um das eigene Unternehmen im Werben um Fachkräfte attraktiv zu positionieren. Darüber hinaus gilt es den Pflegemarkt für zukünftige Arbeitskräfte günstiger zu gestalten, um den notwendigen qualitativ hochwertigen Beitrag im Gesundheitswesen auch zukünftig leisten zu können (Eckhardt, 2018). Hieraus kann folgende Forschungsfrage formuliert werden, die im Folgenden beantwortet werden soll: Welche Besonderheiten in Motivation und Führungsverhalten sind bei der Generation Y im Pflegemarkt zu beachten?

Nach der Einleitung sollen zunächst die Generationen auf dem Arbeitsmarkt und deren besondere Merkmale und Wertevorstellungen beschrieben werden. Darauffolgend werden die Bereiche Motivation und Führung und die dazugehörigen Theorien auszugsweise dargestellt. Dem anschließend werden anhand einer Literaturrecherche günstige Führungs- und Motivationskonzepte in Bezug zum Pflegemarkt erarbeitet und vorgestellt. Es sollen Besonderheiten im Umgang mit der Generation Y herausgearbeitet werden. Abschließend soll ein Fazit gezogen und die eingangs gestellte Forschungsfrage beantwortet werden.

2 Generationen in der Arbeitswelt

Um Personen anhand von Geburtsjahren zusammenfassen zu können, werden unterschiedliche Ansätze verfolgt. So können Kohorten bezogen auf das Geburtsjahr gebildet oder Generationen durch vergleichbare kulturelle und gesellschaftliche Prägung von Personen klassifiziert werden. Da der Generationenansatz wissenschaftlich fundiert ist, soll im Weiteren darauf eingegangen werden (Pfeil & Kirchgeorg, 2017).

Dieser Generationenansatz beruht auf der Annahme, dass einschneidende Lebensereignisse, wie der Fall der Berliner Mauer oder die Tschernobyl-Katastrophe, einen prägenden Einfluss auf die Entwicklung von Wertevorstellungen, Lebenseinstellung und Vorlieben von Menschen haben. Je nach Lebensalter in dem sich Personen beim Erleben eines solchen Ereignis befinden, unterscheiden sich die Auswirkungen auf die Entwicklung von Werten und Lebensvorstellungen. Somit unterscheiden sich verschiedene Generationen in den Wertevorstellungen und der Lebenseinstellung. Bei der Klassifizierung der Generationen sollten außerdem nationale Maßstäbe angelegt werden, da einschneidende Lebensereignisse international nicht die gleiche Bedeutung und unterschiedliche Auswirkungen auf Personen haben (Pfeil & Kirchgeorg, 2017). Nachfolgend wird nur auf die deutsche Generationeneinteilung eingegangen.

In der momentanen Arbeitswelt sind überwiegend drei Generationen erwerbstätig. Diese Personen werden von 1946 bis zum Jahrgang 1965 als Babyboomer und von 1966 bis 1980 als Generation X, auch als Generation Golf bekannt, bezeichnet. Die jüngere Generation X oder Millennials bezeichnet Menschen die von 1981 bis 1994 geboren wurden (Oertel, 2014).

Im Weiteren sollen diese drei Generationen anhand prägender Lebensereignisse und der sich daraus ergebenden Werte- und Lebensvorstellungen vorgestellt werden.

2.1 Babyboomer

Personen, die zwischen 1946 und 1965 geboren wurden, werden der Generation Babyboomer zugeordnet. Aufgrund der geburtenstarken Jahrgänge resultierte ein hoher Konkurrenzkampf des Einzelnen um z. B. Ausbildungs- oder Studienplätze. Diese Generation ist noch durch eine klassische familiäre Rollenverteilung geprägt, der männliche Vertreter dieser Generation sieht sich als Versorger der Familie. In den prägenden Jahren wirkten z. B. der Bau der Berliner Mauer, der Deutsche Herbst oder die Kuba Krise, sowie die Mondlandung oder die Flower-Power-Bewegung und der Vietnamkrieg auf die Werteentwicklung und Lebenseinstellung dieser Generation (Pfeil & Kirchgeorg, 2017).

Hieraus ergeben sich für die Babyboomer eine selbstbewusste, durchsetzungsstarke, optimistische Grundhaltung. Ebenso wird diese Generation als sehr verantwortungsvoll, besonders gegenüber der Familie, beschrieben. Mit ihrer dennoch ausgeprägten kommunikativen, optimistischen Art, legen sie einen hohen Wert auf Sicherheit. Dem Arbeitgeber gegenüber sind die Babyboomer besonders loyal und pflichtbewusst (Pfeil & Kirchgeorg, 2017). Die Grundhaltung bezüglich der Arbeit kann als *„leben, um zu arbeiten"* (Pfeil & Kirchgeorg, 2017, S. 66) bezeichnet werden.

2.2 Generation X

Bei der Generation X handelt es sich grundsätzlich, durch die Etablierung der Antibabypille, um erwünschte Kinder, die ihre Kindheit zwischen den 1970er und 1980er Jahre verlebten. Der Erziehungsstil wurde im Vergleich zu den Babyboomern liberaler und weniger kirchlich geprägt. Ebenso wurden sexuelle Vorlieben freier ausgelebt. Die Generation X erfuhr zwar eine sowohl emotionale als auch finanzielle stärkere Unterstützung durch Großeltern und Eltern, dennoch musste diese Generation mit einer zunehmenden Trennung von ihren Eltern aufwachsen, da diese vermehrt beide berufstätig waren. Ebenso war ein Anstieg der Scheidungsrate zu beobachten. In der Kindheit der Generation X etablierten sich diverse richtungsweisende technologische Errungenschaften, wie der Walkman, Videorecorder oder PC. Während des Berufseinstiegs dieser Generation mussten diese grundlegenden Änderungen in der Kommunikation erfahren (Mobiltelefon, Internet) (Oertel, 2014). Prägende politische Ereignisse waren u. a. die Ausgestaltung der Europäischen Union, das Ende des Kalten Krieges oder die Wiedervereinigung Deutschlands (Pfeil & Kirchgeorg, 2017). Ebenso haben gesundheitliche Sorgen (AIDS, Drogen) und Umweltprobleme (Ozonloch, Artensterben, Tschernobyl) Einfluss auf die Entwicklung der Generation X gezeigt (Oertel, 2014).

Die Eigenschaften der Generation X können wie folgt dargestellt werden. Die Grundhaltung wird als pragmatisch und rational beschrieben und sie streben nach stabilen Familienverhältnissen und materiellen Werten. Jedoch ist im Vergleich zu den Babyboomern die Arbeit nicht länger Lebensmittelpunkt (Pfeil & Kirchgeorg, 2017), man „Arbeitet, um zu leben". (Pfeil & Kirchgeorg, 2017, S. 72). Für die Generation X ist es essenziell den Hintergrund für Arbeitsaufträge und Prozesse zu kennen. Sie gelten als pflichtbewusst und geschäftstüchtig, sofern sie motiviert werden konnten (Pfeil & Kirchgeorg, 2017).

2.3 Generation Y

Auf die Generation X folgend verbrachte die Generation Y ihre prägenden Abschnitte in Schule, Ausbildung oder Studium im Bereich des Jahrtausendwechsels. Hieraus leitet sich der Begriff Millennials ab. Durch vermehrte Trennungen (Patchworkfamilien, Alleinerziehende oder alternative Lebensgemeinschaften) wurde die soziale Entwicklung beeinflusst und führte zu einem starken Bedürfnis von einem guten Familienleben und vertrauensvollen Partnerschaften. Besonderen Einfluss auf die Grundhaltung dieser Generation hatten weiterhin z. B. zu Beginn des neuen Jahrtausends Ereignisse wie Terroranschläge und Amokläufe oder der Börsencrash und die Schuldenkrise. Weiterhin zeigten technische Entwicklung in der Kommunikation und Informationsbeschaffung deutliche Auswirkungen auf die Millennials. Diese entwickelten als digital natives einen selbstverständlichen, multitaskingfähigen Umgang mit den Medien. Hieraus entwickelte diese Generation eine andere Form der Informationsbeschaffung und Kommunikation im Vergleich zu den etablierten Wegen (steigende Geschwindigkeit, informelle Wege, Internet). Durch die Abnahme an niedriger Qualifizierten am Arbeitsmarkt, ist es für Millennials üblich lebenslang zu lernen, um adäquate berufliche Chancen zu entwickeln (Klaffke, 2014).

Bei dieser Generation verwischen die Grenzen zwischen Privatleben und Beruf zunehmend. Sie möchten zum einen während der Arbeit leben und zum anderen ist es nahezu selbstverständlich auch in der Freizeit oder von zu Hause flexibel zu arbeiten. Es zeichnet sie eine optimistische, risikobereite Grundhaltung aus. Ebenso wird dieser Generation eine flexible und zum Teil sprunghafte Einstellung auf die Lebensstruktur nachgesagt. Sie sind fordernd und gut ausgebildet und, sobald sie eine Sinnhaftigkeit in der Tätigkeit sehen, sehr leistungsorientiert (Pfeil & Kirchgeorg, 2017).

Nachfolgend werden die Kerneigenschaften der jeweiligen Generation übersichtlich in einer Tabelle gegenübergestellt.

Tabelle 1: Generationenvergleich

	Babyboomer	Generation X	Generation Y
Geburtsjahre	1946 bis 1965	1966 bis 1980	Ab 1981
Menschentyp	Konkurrenzverhalten	Flexibel, unabhängig, pragmatisch	Sehr hohes Selbstbewusstsein, nicht kritikfähig
Denkweise	Idealistisch, kollektiv	Individuell, pessimistisch	Pragmatisch, kollektiv, vernetzt
Verhalten	Diszipliniert, Beständigkeit, Sicherheit	Global denkend, zynisch, ungeduldig	Orientierungslos, sprunghaft, strebt nach Leistung und Sinn, Spaß im (Arbeits-)Leben
Arbeitseinstellung	*Lebt, um zu arbeiten*	*Arbeitet, um zu leben*	*Leben beim Arbeiten*
Arbeitseinteilung	Macht, was gesagt wird	Weiß, was zu tun ist	Ohne Mitsprache kein Engagement
Loyalität	Loyal zum Unternehmen	Loyal zu den Kunden und Vorgesetzten	Loyal zu sich selbst

(Quelle: eigene Darstellung, in Anlehnung an Pfeil & Kirchgeorg, 2017, S. 72)

Nachdem die Besonderheiten der Generationen auf dem derzeitigen Arbeitsmarkt beschrieben und vergleichend dargestellt wurden, soll im Folgenden die Motivation und das Führungsverhalten erläutert werden.

3 Motivation und Führung

„Motivation – das weist auf Bewegung, auf Antrieb hin." (Comelli, Rosenstiel & Nerdinger, 2014, S. 1) Um gegen Ablenkungsreize, Müdigkeit und Erschöpfung anzukämpfen hilft Motivation, sie determiniert darüber hinaus die Richtung, Intensität und Ausdauer unseres Handelns. Es kann, je nach Entstehungsort, in intrinsische und extrinsische Motivation unterschieden werden. Intrinsische Motivation entsteht durch einen inneren Anreiz der handelnden Person, wobei eine extrinsische Motivation von äußeren Rahmenbedingungen erzeugt wird (z. B. Entlohnung bei Akkordarbeit). In der Arbeitswelt wirken in der Regel Anreize sowohl auf die intrinsische als auch extrinsische Motivation der Mitarbeiterinnen und Mitarbeiter (Comelli, Rosenstiel & Nerdinger, 2014).

Um Mitarbeiterinnen und Mitarbeiter angemessen und zielführend im Arbeitsverhalten anleiten, motivieren und führen zu können, werden unterschiedliche Ansätze verfolgt. Es kann grundlegend in einen autoritären, Laisser-fairen und partizipativen Führungsstil unterschieden werden (Schmidt & Meißner, 2009).

Der autoritäre Führungsstil zeichnet sich durch ein fehlendes Mitspracherecht der Mitarbeiterinnen und Mitarbeiter in der Arbeitsgestaltung aus. Hierbei entscheidet die Führungsebene und die Untergebenen haben dies entsprechend zu akzeptieren und demnach zu arbeiten. Hierdurch leidet verstärkt die Eigeninitiative der geführten Person (Schmidt & Meißner, 2009).

Hingegen belässt der Laisser-faire Führungsstil die Gruppe führungslos und die Führungskräfte akzeptieren die Entscheidungen der Beschäftigten. Hierbei ist es intrinsisch Motivierten dennoch möglich hohe Leistungen zu erbringen (Schmidt & Meißner, 2009).

Eine Mischform stellt der partizipative Führungsstil dar. Bei diesem bezieht die Vorgesetzte oder der Vorgesetzte die Meinungen und Ansichten der Belegschaft in die Entscheidungsfindung mit ein. Hierbei werden von den Vorgesetzten Verantwortungen und Kompetenzen delegiert. Wichtig bei einem partizipativen Führungsstil ist ein wertschätzender Umgang zwischen den Führungskräften und Mitarbeiterinnen sowie der Mitarbeiter (Schmidt & Meißner, 2009).

Die Führung der Mitarbeiterinnen und Mitarbeiter ist die originäre Aufgabe der Managementebene und leitet sich aus dem lateinischen Wort „manus" ab, welches mit „jemand an die Hand nehmen und führen" übersetzt werden kann. Im Idealfall ist der Führungsstil an die einzelne Mitarbeiterin oder den einzelnen Mitarbeiter angepasst, da jede Person in einem Unternehmen eine unterschiedliche intrinsische Motivation besitzt und somit auf extrinsische Reize divergent reagiert (Schmidt & Meißner, 2009).

Nachdem Motivation und Führung kurz dargestellt wurden, soll zunächst die Motivation und Motivationstheorien näher erläutert werden.

3.1 Motivation und Motivationstheorie

Um die Motivation der Mitarbeiterinnen und Mitarbeiter darzustellen, soll zum einen die Bedürfnispyramide von Maslow und zum anderen die Theorie von Herzberg dargestellt werden, die als etablierte und fundierte Vertreter für diesen Bereich gelten können (Rosenstiel & Nerdinger, 2011).

Maslow beschreibt in der Bedürfnispyramide welche Grundbedürfnisse eines Menschen zunächst erfüllt sein müssen, bevor diese Person motiviert werden kann ein höherwertiges Bedürfnis zu befriedigen (Comelli, Rosenstiel & Nerdinger, 2014). Nachfolgend ist die Bedürfnispyramide von Maslow grafisch dargestellt.

Abbildung 1: Bedürfnispyramide von Maslow

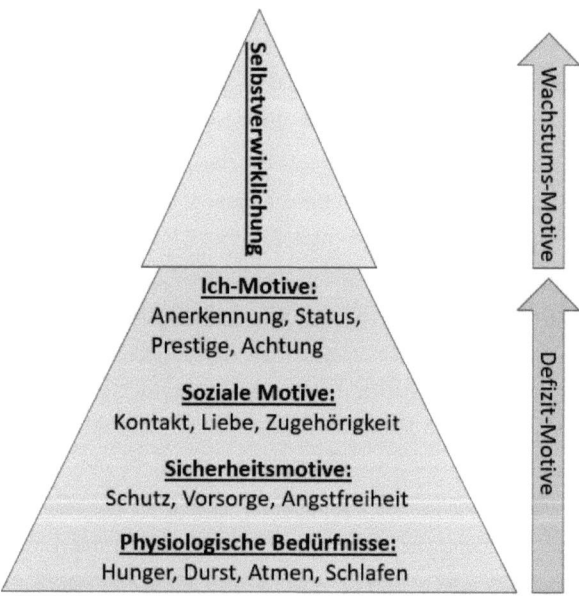

(Quelle: eigene Darstellung, in Anlehnung an Comelli, Rosenstiel & Nerdinger, 2014, S. 14)

Maslow erklärt die vier niedrigsten Bedürfnisse zu Defizit-Motiven, welche bei nicht erfüllen zu einem Erkranken des jeweiligen Menschen führen würde. Das höchste Bedürfnis der Selbstverwirklichung dient der psychologischen Gesunderhaltung und damit als zu erreichendes Ziel. Somit sollte die Befriedigung der gesamten Bedürfnispyramide als grundsätzliches Ziel eines Menschen gelten. Folglich schafft Maslow eine Zweiteilung der menschlichen Bedürfnisse in Defizit-Motive und Wachstums-Motive (Comelli, Rosenstiel & Nerdinger, 2014).

Eine ähnliche Zweiteilung stellte das Team um Herzberg in der 1959 vorgestellten Pittsburgh-Studie vor. Herzberg teilte Faktoren, die zu einer Zufriedenheit oder Unzufriedenheit mit der Arbeit führen in zwei Bereiche auf. Er stellte anhand seiner durchgeführten Befragung zur Arbeitsmotivation, die branchen- und hierarchieübergreifend stattfand, fest, dass es zwei unterschiedliche Zufriedenheits- bzw. Motivationsbereiche von Arbeitnehmerinnen und Arbeitnehmern gibt. Zum einen stellte er Dissatisfier (Hygienefaktoren) dar, die zwar nicht zu Zufriedenheit führen können, jedoch bei einem Nichterfüllen dieser Faktoren führt der Mangel unweigerlich zur Unzufriedenheit der Mitarbeiterinnen und Mitarbeiter. Der deutsche Name Hygienefaktoren leitet sich aus der gesundheitlichen Hygiene ab. Hierbei zeigt sich, dass eine ausbleibende Hygiene unweigerlich zur Krankheit führen muss. Jedoch dient eine über das Maß gesteigerte Hygiene nicht zum Erlangen von mehr Gesundheit. Zum anderen legte er den Bereich der Satisfier (Motivatoren) dar. Diese Faktoren führen beim Erfüllen zur Zufriedenheit und steigender Motivation bei der jeweiligen Arbeit (Rosenstiel & Nerdinger, 2011 & Comelli, Rosenstiel & Nerdinger, 2014). Nachfolgender Tabelle sind die Zuordnungen nach Herzberg zu entnehmen.

Tabelle 2: Satisfier und Dissatisfier nach Herzberg

Satisfier (Motivatoren)	Dissatisfier (Hygienefaktoren)
Leistung	Unternehmenspolitik/Verwaltung
Anerkennung	Überwachung/Kontrolle
Arbeit selbst	Beziehung zu Vorgesetzten
Verantwortung	Arbeitsbedingungen
Persönliche Entwicklung	Lohn/Gehalt
Fortschritt/Wachstum	Beziehung zu Kollegen
	Eigenes Leben
	Beziehung zu Untergebenen
	Status
	Sicherheit

(Quelle: eigen Darstellung, in Anlehnung an Comelli & Rosenstiel, 2014, S. 143)

Somit zeigt diese Einordnung, dass die Satisfier stark den Wachstums-Motiven von Maslow entsprechen und somit als Ziel für eine mitarbeiterorientierte Unternehmensführung gelten können (Comelli, Rosenstiel & Nerdinger, 2014). Die Entwicklung der Führungstheorien und die Kernaufgaben der Führung eines Unternehmens wird nachfolgend beschrieben.

3.2 Führung und Führungstheorie

Führung kann übergeordnet als das Sichern des Unternehmens am Markt gesehen werden und daraus abgeleitet im Generieren eines möglichst maximalen Kundennutzens beschrieben werden. Jedoch gibt es diverse unterschiedliche Definitionen von Führung. Hieraus ergibt sich jedoch ein Kernziel von Führung in der Generierung und Steigerung der Produktivität und somit des Kundennutzens einer jeden einzelnen Mitarbeiterin oder eines jedes einzelnen Mitarbeiters (Pfister & Neumann, 2019).

Führungstheorien, um diese Kernaufgabe möglichst effektiv und effizient umsetzten zu können, entwickelten sich im zeitlichen Verlauf fortwährend weiter. Als wichtige Stationen sind Personenzentrierte Führungstheorien, Führungsstilansatz, Dyadische Führungstheorien und Systemische Führungsansatz zu nennen. Diese bauen im Theoriekontext aufeinander auf. Die Personenzentrierte Führungstheorien stellten die Eigenschaften der Führungspersonen in den Mittelpunkt. Beim Führungsstilansatz wurde der Fokus auf die Interaktion zwischen Untergebenen und Führungspersonen gelegt. Die hierauf folgenden Dyadischen Führungstheorien rückten die Zweierbeziehung von Mitarbeiterinnen bzw. Mitarbeitern und Führungspersonen in den Fokus. In der vierten Theorie dem Systemischen Führungsansatz wird Führung als Prozess verstanden, der Rahmenbedingungen für eine hierauf aufbauende Selbstgestaltung des Unternehmenssystems schafft (Pfister & Neumann, 2019). Für eine detaillierte Beschreibung der einzelnen Ansätze und der sich daraus ergebenen Theorien, wird auf die angegebene Fachliteratur verwiesen.

Um solche Rahmenbedingungen zu schaffen und das Unternehmen erfolgreich zu entwickeln, kann das Werkzeug „Führungskompass" dienen. Dieser stellt die Führungsverantwortung in den Mittelpunkt und beschreibt einen Aktionskreislauf als Führungsaufgabe. Hierbei soll neben einer SMARTen Zielsetzung (Akronym aus spezifisch, messbar, anspruchsvoll, realistisch und terminiert) ein Zielcommitment entstehen. Diese innere Zielerreichungsverpflichtung ist für die Motivation der Belegschaft notwendig. Nach der Zieldefinition folgt die Organisation zur Zielerreichung. Die Führungskraft zeichnet sich verantwortlich für einen Aufbau der Organisation. Darauffolgend soll die Arbeit kontrolliert und beurteilt werden, möglichst anhand von Indikatoren im Rahmen der Selbstkontrolle. Durch die Führungskraft sind transparente Entscheidungen zu treffen, die nachvollziehbar für die Mitarbeiterinnen und Mitarbeiter sind. Aufbauend auf diese Prozesse soll die Führungskraft auch Potentiale entwickeln, sowohl in der organisationalen als auch in der menschlichen Ebene. Die letzte Führungsaufgabe wird in „Zusammenarbeit sorgen" gesehen. Diese dient dem Fördern der zwischenmenschlichen Ebene und ist für eine motivierte, zufriedene Arbeitsumgebung unabdingbar (Pfister & Neumann, 2019).

Zusammenfassend kann Führung als Vermeidung von Demotivation dargestellt werden, die individuell auf die zu führenden Personen und Rahmenbedingungen abgestimmt werden muss. So kann der maximale Unternehmensnutzen erreicht werden (Pfister & Neumann, 2019). Um diesen Unternehmensnutzen zukunftsorientiert generieren zu können, werden im folgenden Gliederungspunkt mögliche Ansätze und Hintergründe für eine Mitarbeitermotivation und -führung für die Generation Y im Pflegemarkt erarbeitet.

4 Motivations- und Führungskonzepte für die Generation Y

Grundsätzlich müssen Unternehmen und dessen Führungskräfte verstehen, dass einzelnen Generationen unterschiedlich zum einen auf Belastungs- und Anforderungssituationen reagieren und zum anderen unterschiedliche Bedürfnisse und Anreize benötigen, um motiviert, zufrieden und leistungsbereit den Zielen des Unternehmens gerecht zu werden. Somit müssen die verschiedenen Generationen generationenoptimiert im Berufsleben geführt, also gemanagt werden (Hernandez & Rosberg, 2018).

Im Gegensatz zur Generation der Babyboomer und der Generation X ist die Bindung und Loyalität zum Arbeitgeber in der Generation Y geringer ausgeprägt und kann durch vermehrte Praktika und befristete, kurze Arbeitsverträge während der Sozialisierungsphase dieser Generation begründet werden. Wo Babyboomer sehr verbunden und verwurzelt dem Unternehmen folgen, zeichnet sich die Generation X bereits durch gesteigerte Mobilität, starkem Selbstvertrauen in die eigene Leistung und guter Vernetzung aus. Somit ist im Vergleich zu den Babyboomern bei der Generationen X bereits eine geringere Unternehmensbindung und Loyalität zu verzeichnen. In der Generation Y nehmen diese weiterhin ab, zumal diese junge Generation die Lebenszeit sinnvoll nutzen und Lebensfreude beim Arbeiten verspüren möchte. Die Millennials wollen sich Selbstverwirklichen. Dieses geänderte Verhalten ist im gesamten Bildungsniveau dieser Generation zu beobachten und nicht nur im akademischen Bereich verankert. Grundlegend sind die Millennials jedoch nicht weniger leistungsbereit als die vorherigen Generationen, sie möchten allerdings ihre Leistung nach ihren Wünschen und zu flexiblen Zeiten erbringen. Hieraus ergibt sich insbesondere für den Pflegemarkt eine Herausforderung, da im Bereich der Personaleinsatzplanung entsprechende zeitliche Bereiche mit ausreichend Pflegekräften abgedeckt werden müssen. Hierbei scheint es notwendig die Personaleinsatzplanung für eine Steigerung der Arbeitgeberattraktivität zu flexibilisieren und an Bedürfnisse der Generation Y anzupassen (Hernandez & Rosberg, 2018).

Um ebenfalls die Motivation und Zufriedenheit für die Generation Y bei der Arbeit zu steigern sollten Führungskräfte vermehrt Feedback und bei guten Leistungen kleine und zeitnahe Belohnungen gewähren. Dies resultiert aus den Gewohnheiten der Millennials aus den sozialen Medien, wo ein Feedback direkt auf eine Handlung oder Aktion folgt. Weiterhin ist für diese

Generation ein transparenter beruflicher Entwicklungsweg sinnvoll, um den Sinn und Nutzen in der jeweiligen Tätigkeit zu erkennen und somit mit einer erhöhten Leistungsbereitschaft tätig zu sein (Hernandez & Rosberg, 2018). Somit müssen gerade in den relevanten Phasen der Unternehmenszugehörigkeit dem Recruiting, Onboarding (Integration in das neue Unternehmen) und im Arbeitsalltag die etablierten Generationen in der Unternehmensführung auch auf die speziellen Bedürfnisse der Millennials eingehen ohne die eigenen zu vernachlässigen. So fordert die jüngere Generation z. B. transparente und realistische Stellenausschreibungen, eine vertiefte Einarbeitung im Onboardingprozess oder eine gesteigerte Kommunikationskultur im Unternehmen mit möglichst flexiblen Arbeitszeiten (Bernecker, Bechtel & Kappel, 2018).

Für eine angepasste und adäquate Führung, Motivation und Zufriedenheit bei der Arbeit könnten spezielle Führungsqualifikationsprogramme (vgl. Agaplesion) zielführend sein und somit die Akzeptanz der Generationen untereinander und in der Unternehmenshierarchie steigern (Abraham & Baden 2018). Weiterhin ist es sinnvoll wertschätzend mit der Generation Y im Unternehmenskontext umzugehen und diese eigenverantwortlich Arbeiten unter guten Arbeitsbedingungen durchführen zu lassen. Die intrinsische hohe Motivation von Pflegekräften sich stetig fortzubilden und die Kompetenzen für eine bessere Betreuung von zu Pflegenden sollte durch die Führungskräfte unterstützt und gefördert werden (Eckardt, 2018). Dies unterstreicht eine Umfrage unter Pflegekräften aus dem Jahr 2016 von Elisabeth Scharfenberg. Diese Onlineumfrage richtete sich an die examinierten und nichtexaminierten Pflegekräfte. Diese Umfrage zeigte, dass sich in der Pflege Beschäftigte ein höheres Gehalt und mehr Zeit für die Pflege wünschen, ebenso eine Steigerung des Personalschlüssels. Sie wünschen sich eine bessere Lobby und gesteigerte Wertschätzung, mehr Verantwortung und bessere Arbeitsbedingungen, sowie ein Bürokratieabbau (Scharfenberg, 2016). Somit zeigt dies den Zusammenhang zwischen einer Stärkung der intrinsischen Motivation und dem Führungskompass, um eine verbesserte Motivation und Leistung von Mitarbeiterinnen und Mitarbeitern zu erhalten.

Die Arbeit von Zuhause ist in Pflegeberufen im Regelfall nicht oder nur schwer möglich und Arbeit an Wochenenden und Feiertagen ist notwendig. Die Arbeitszeiten der Pflegekräfte richten sich an Bedürfnissen der Pflegebedürftigen aus und nicht an persönlichen Vorlieben der Arbeitnehmerinnen und Arbeitnehmer (Hernandez & Rosberg, 2018). Jedoch haben Unternehmen, wie der Katholische Hospitalverbund Hellweg, Lösungen gefunden, um die Arbeitszeitstruktur an die Bedürfnisse der Mitarbeiterinnen und Mitarbeiter anzupassen. So sind Teilzeit und Job Sharing möglich, ebenso sehr flexible, an die aktuelle Lebenssituation angepasste, Arbeitsumfänge, die im weiteren Arbeitsverlauf wieder erhöht werden können. Insbesondere in der Pflege, die 24 Stunden an 365 Tagen lückenlos gewährleistet sein muss, konnten verschiedene Möglichkeiten detektiert werden, um die Arbeitszeit an die Familie anzupassen. So kann z. B. nur Nachtdienst geleistet oder vermehrt am Wochenende gearbeitet werden, dann, wenn z. B: die Kinderbetreuung durch andere Personen gesichert ist. An manchen Standorten wird darüber hinaus Kinderferienbetreuung angeboten oder einen Betriebskindergarten unterhalten (Bernecker, Bechtel & Kappel, 2018). Auch das Bundesministerium für Gesundheit hat die Notwendigkeit von Anpassungen erkannt und im Gesetz zur Stärkung des Pflegepersonals strukturelle Änderungen vorgenommen. So sind Personalschlüssel in besonders pflegeintensiven Abteilungen angepasst, eine verbesserte Refinanzierung von Lohnsteigerungen etabliert und eine Förderung der Vereinbarkeit von Beruf und Familie festgeschrieben worden. Weiterhin ist, um im Werben von Auszubildenden attraktiver zu werden und weitere Ausbildungsplätze zu schaffen, die Vergütung und Refinanzierung durch dieses Gesetzt für die Unternehmen gesichert und angepasst worden (Bundesministerium für Gesundheit, 2019).

Aus der Studie des Deutschen Instituts für Marketing kann entnommen werden, dass das Image der Generation Y oft fehlerhaft als negativ dargestellt wird. Dies könnte einer mangelhaften Kommunikation mit den Millennials geschuldet oder in einer fehlenden Möglichkeit der Selbstverwirklichung und in einem ungünstigen Arbeitsklima begründet sein. (Bernecker, Bechtel & Kappel, 2018).

5 Fazit

Zusammenfassend kann dargestellt und die eingangs gestellte Forschungsfrage wie folgt beantwortet werden. Die Generation Y legt einen gesteigerten Wert auf die Vereinbarkeit der beruflichen Situation mit ihren Vorstellungen des eigenen Lebens. Hierbei sind die Millennials bereit den Arbeitgeber passend der eigenen Bedürfnisse je nach Lebenssituation auszuwählen und verfolgen im Gegensatz zu den vorherigen Generationen weniger Verbundenheit und Loyalität dem Unternehmen gegenüber (vgl. Pfeil & Kirchgeorg, 2017; Bernecker, Bechtel & Kappel, 2018).

Somit scheint es eminent wichtig das immaterielle Arbeitsklima insbesondere für die Angehörigen der Generation Y so gut wie möglich auszugestalten, um eine erhöhte Bindung und Identifikation mit dem jeweiligen Unternehmen zu ermöglichen (Hernandez & Rosberg, 2018). Insbesondere unterscheiden sich die Bedürfnisse der Millennials in der Vereinbarkeit von Beruf und Familie, Arbeitsplatzgestaltung und in der persönlichen Entwicklung. Hier stellt die Generation Y höhere Ansprüche an die jeweiligen Führungskräfte, die zumeist aus den Generationen Babyboomer und X stammen (Bernecker, Bechtel & Kappel, 2018).

Führung muss unter Beachtung der jeweiligen Generation der Mitarbeitenden individuell an jede einzelne Person bedarfsgerecht angepasst werden, um eine passgenaue Personalführung und Mitarbeitermotivation und -bindung zu ermöglichen (Hernandez & Rosberg, 2018). Dieser Bereich scheint für Unternehmen noch Entwicklungspotential zu bieten und wird durch die renommierte und repräsentative Gallup-Studie unterstützt. Für diese Studie wurden 1000 Arbeitnehmerinnen und Arbeitnehmer per computergestütztem Telefoninterview Arbeitsumfeld und Führung des Unternehmens befragt. Hierbei gaben lediglich 15 % der Befragten an eine hohe emotionale Bindung zum Unternehmen zu besitzen. Hingegen gaben 14 % an, dass keine Bindung zum Unternehmen hätten und somit emotional gekündigt hätten. Erwähnenswert scheint aber, dass seit 2013 im Zeitverlauf der Prozentsatz der Arbeitnehmerinnen und Arbeitnehmer, die keine Bindung zum Unternehmen haben, von 21 % auf nun 14 % gesunken ist, wobei der Wert der hohen Bindung seit 2001 zwischen 11 % und 16 % schwankt. Es werden durch die Führungskräfte nur 54 % der Mitarbeiter motiviert hervorragende Leistungen zu erbringen (Gallup, 2018). Somit scheinen die zuvor beschriebenen Unternehmen nicht den Regelfall abzubilden, könnten aber als Vorbild dienen, um die Generation Y bedarfsgerecht zu führen.

Ein Unternehmen muss sich ernsthaft im Umgang mit der Ressource Mensch auseinandersetzen und an die jungen Generationen anpassen, dies ist für die zukünftige Existenz insbesondere im Pflegemarkt essenziell (Abraham & Baden 2018). Hieraus kann eine gestärkte Arbeitgeberattraktivität resultieren, die dann weiterführend auch zu einer Steigerung der Attraktivität des Pflegeberufs führen kann (Hernandez & Rosberg, 2018). Interessant scheint ein fundierter, wissenschaftlicher Vergleich von Leuchtturmprojekten, wie den zuvor dargestellten Einrichtungen, mit der ursprünglichen Praxis auf Motivation und Verbundenheit von Mitarbeiterinnen und Mitarbeitern in Unternehmen der Pflege.

6 Literaturverzeichnis

Abraham, O. & Baden, S. (2018). Generationenmix in der Pflege – Herausforderung für Führungskräfte. *Pflegezeitschrift (71) 1, 10-13.*

Bernecker, M., Udri, S., Bechtel, F. & Kappel (2018). Herausforderung Generation YZ. *In: P. Bechtel, D. Friedrich & A. Kernes (2018). Mitarbeitermotivation ist lernbar (253-273).* Wiesbaden: Springer.

Bundesministerium für Gesundheit (2019). *Sofortprogramm Pflege. Gesetz zur Stärkung des Pflegepersonals (Pflegepersonal-Stärkungsgesetz – PpSG).* Verfügbar unter: https://www.bundesgesundheitsministerium.de/sofortprogramm-pflege.html (22.76.2019).

Comelli, G., von Rosenstiel, L. & Nerdinger, F. (2014). *Führung durch Motivation – Mitarbeiter für Ziele des Unternehmens gewinnen.* München: Vahlen.

Eckardt, T. (2018). Mitarbeiter zum Lernen motivieren – mit Blended Learning. *Pflegezeitschrift, 71 (12), 40-43.*

Gallup (Hrsg.) (2017). *ENGAGEMANT INDEX DEUTSCHLAND 2018.* Verfügbar unter: https://www.gallup.de/file/245450/Engagement_Index_2018_Presentation .pdf?g_source=link_intdede&g_campaign=item_183104&g_medium=copy (19.07.2019).

Hernandez, J. & Roßberg, C. (2018). Work-Life-Balance der Mitarbeitenden stärken – Ein überholtes Konstrukt? *In: P. Bechtel, D. Friedrich & A. Kernes (2018). Mitarbeitermotivation ist lernbar (223-235).* Wiesbaden: Springer.

Klaffke, M. & Parment, A. (2011). Herausforderungen und Handlungsansätze für das Personalmanagement von Millennials. In M. Klaffke (Hrsg.). *Personalmanagement von Millennials: Konzepte, Instrumente und Best-Practice-Ansätze.* Wiesbaden: Gabler.

Oertel, J. (2014). Baby Boomer und Generation X – Charakteristika der etablierten Arbeitnehmer-Generationen. In M. Klaffke (Hrsg.). *Generationen-Management: Konzepte, Instrumente, Good-Practice-Ansätze.* (S. 27-56). Wiesbaden: Springer-Gabler.

Pfeil, S. & Kirchgeorg, M. (2017). *Werteorientierung und Arbeitgeberwahl im Wandel der Generationen: eine empirisch fundierte Analyse unter besonderer Berücksichtigung der Generation Y.* Wiesbaden: Springer Gabler.

Pfister, A. & Neumann, U. (2019). Führungstheorien. *In: E. Lippmann, A. Pfister & U. Jörg (Hrsg.). Handbuch Angewandte Psychologie für Führungskräfte (39-73).* Berlin: Springer.

Rosenstiel, L. von & Nerdinger, F. W. (2011). *Grundlagen der Organisationspsychologie Basiswissen und Anwendungshinweise.* Stuttgart: Schäffer-Poeschel Verlag für Wirtschaft Steuern Recht GmbH.

Scharfenberg, E. (2016). *WAS BESCHÄFTIGT PFLEGEKRÄFTE?* Verfügbar unter: http://www.elisabeth-scharfenberg.de/daten/downloads/ErgebnissederUmfrage_WasbeschaeftigtPflegekraefte.pdf (19.07.2019).

Schmidt, S. & Meißner, T. (2009). *Organisation und Haftung in der ambulanten Pflege.* Heidelberg: Springer.

BEI GRIN MACHT SICH IHR WISSEN BEZAHLT

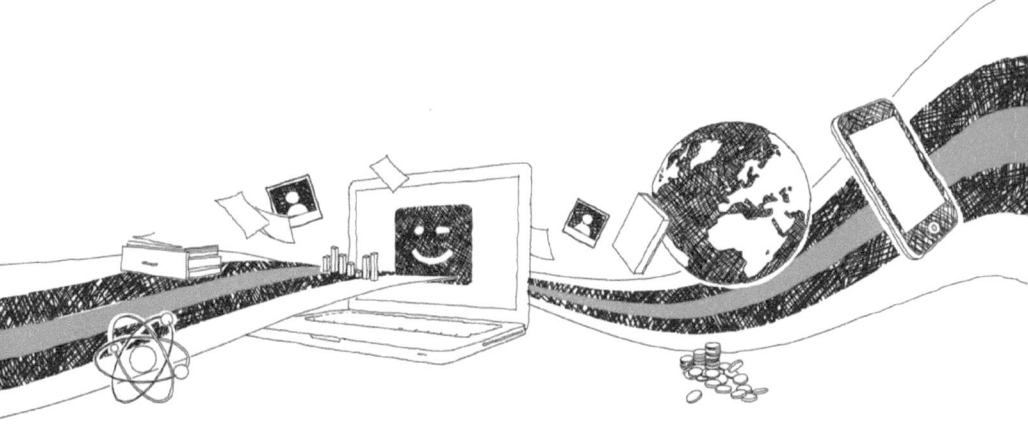

- Wir veröffentlichen Ihre Hausarbeit, Bachelor- und Masterarbeit

- Ihr eigenes eBook und Buch - weltweit in allen wichtigen Shops

- Verdienen Sie an jedem Verkauf

Jetzt bei www.GRIN.com hochladen und kostenlos publizieren

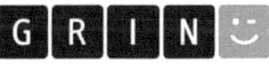